B. Samuel Thavamani

α- Atividade inibidora da amilase da basella rubra

B. Samuel Thavamani

α- Atividade inibidora da amilase da basella rubra

ScienciaScripts

Imprint

Any brand names and product names mentioned in this book are subject to trademark, brand or patent protection and are trademarks or registered trademarks of their respective holders. The use of brand names, product names, common names, trade names, product descriptions etc. even without a particular marking in this work is in no way to be construed to mean that such names may be regarded as unrestricted in respect of trademark and brand protection legislation and could thus be used by anyone.

Cover image: www.ingimage.com

This book is a translation from the original published under ISBN 978-3-659-72095-6.

Publisher:
Sciencia Scripts
is a trademark of
Dodo Books Indian Ocean Ltd. and OmniScriptum S.R.L publishing group

120 High Road, East Finchley, London, N2 9ED, United Kingdom
Str. Armeneasca 28/1, office 1, Chisinau MD-2012, Republic of Moldova, Europe
Printed at: see last page
ISBN: 978-620-8-13147-0

Índice:

α-Atividade inibidora da amilase da *BASELLA RUBRA*

CAPÍTULO - 1

INTRODUÇÃO

A prevalência da diabetes está a aumentar rapidamente em todo o mundo a um ritmo alarmante (Huizinga MM, et al., 2006). Nos últimos 30 anos, o estatuto da diabetes deixou de ser considerado uma doença ligeira dos idosos e passou a ser uma das principais causas de morbilidade e mortalidade que afecta os jovens e as pessoas de meia-idade. É importante notar que o aumento da prevalência se regista em todos os seis continentes habitados do globo (Wild S et.al, 2004). Embora se registe também um aumento da prevalência da diabetes de tipo 1, o principal motor da epidemia é a forma mais comum de diabetes, nomeadamente a diabetes de tipo 2, que representa mais de 90% de todos os casos de diabetes. Em nenhum outro país a epidemia de diabetes é mais pronunciada do que na Índia, uma vez que os relatórios da Organização Mundial de Saúde (OMS) revelam que 32 milhões de pessoas sofriam de diabetes em 2002. A Federação Internacional da Diabetes (IDF) estima que o número total de diabéticos na Índia é de cerca de 40,9 milhões e que este número deverá aumentar para 79,4 milhões até 2030 (Fig. 1.1) (V. Mohan et al., 2007).

A diabetes mellitus (DM) é um dos problemas de saúde pública mais crescentes e causa grande morbilidade em todo o mundo. A DM é a doença endócrina mais comum, afectando 173 milhões de adultos ou cerca de 6% da população mundial no ano de 2002. Cerca de dois terços destas pessoas vivem em países em vias de desenvolvimento e 97% destas tinham (diabetes mellitus não insulino-dependente). A diabetes surgiu como um importante problema de saúde na Índia. De acordo com o Atlas da Diabetes publicado pela Federação Internacional da Diabetes (IDF), estima-se que, em 2007, havia 40 milhões de pessoas com diabetes na Índia e prevê-se que este número aumente para quase 70 milhões de pessoas até 2025 (Holman, Ruby R.1991). Nas últimas duas décadas, registou-se um aumento global explosivo do número de pessoas diagnosticadas com DMNID. Na Índia, estima-se que 19,4 milhões de pessoas sejam afectadas pela DMNID, sendo provável que este número aumente para 57,2 milhões até 2025. Atualmente, a Índia lidera o mundo com o maior número de diabéticos em qualquer país (Engelgau MM, Narayan, 2000). Os países com o maior número de pessoas diabéticas serão a Índia, a China e os EUA até 2030. Estima-se que uma em cada cinco pessoas com diabetes será um indiano. Devido a estes números, os encargos económicos decorrentes da diabetes na Índia são dos mais elevados do mundo.

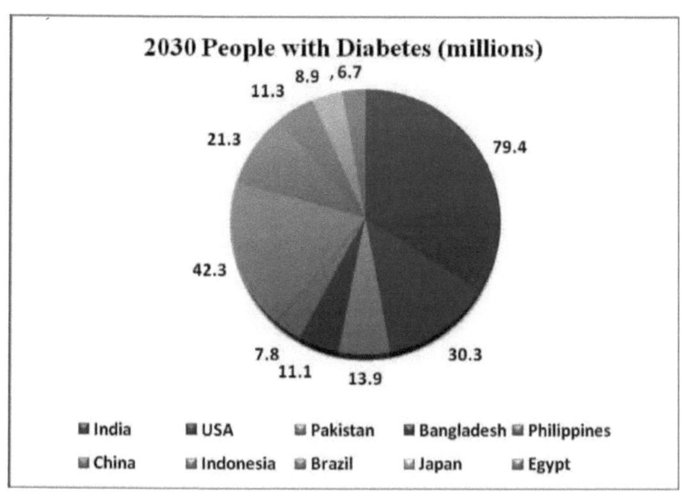

Fig. 1.1 Estimativa do número de pessoas que sofrem de diabetes em 2030.

O verdadeiro ónus da doença deve-se, no entanto, às complicações que lhe

estão associadas e que conduzem a um aumento da morbilidade e da mortalidade. A

OMS estima que a mortalidade por diabetes, doenças cardíacas e acidentes vasculares

cerebrais custou cerca de 210 mil milhões de dólares na Índia em 2005. Nestas

estimativas, grande parte das doenças cardíacas e dos acidentes vasculares cerebrais

está associada à diabetes. A OMS estima que a diabetes, as doenças cardíacas e os

acidentes vasculares cerebrais custarão, em conjunto, cerca de 333,6 mil milhões de

dólares nos próximos 10 anos na Índia. O aumento global da diabetes ocorrerá devido

ao envelhecimento e crescimento da população e às tendências crescentes para a

obesidade, uma dieta pouco saudável e estilos de vida sedentários (Gupta Rajiv,

2008).

A diabetes é uma doença crónica caracterizada por níveis elevados de glicose no

sangue. Desenvolve-se quando o pâncreas não produz insulina suficiente ou quando o

organismo não consegue utilizar eficazmente a insulina que produz. Existem duas

formas principais de diabetes: A primeira é caracterizada pela dependência da

insulina e pelo seu início numa idade precoce, com perda de peso e cetonúria. Esta

forma é geralmente designada por Diabetes Mellitus tipo I ou Insulino-dependente

(IDDM). A segunda é caracterizada por um início tardio, insensibilidade à insulina e

deficiência parcial de insulina. É geralmente designada por Diabetes Mellitus Não

Insulino-Dependente (NIDDM), ou tipo II. A prevalência da diabetes, especialmente

da DMNID, está a aumentar em espiral, tanto nos países desenvolvidos como nos

países em desenvolvimento. Alimentada pelo rápido crescimento económico, a

prevalência da diabetes atingiu agora 8% da população mundial. Uma diabetes mal

controlada agrava o risco de complicações da diabetes e, em particular, de doenças

cardiovasculares (Mayes, 1993).

As pessoas com diabetes tipo II produzem insulina, mas o organismo não é capaz

de a utilizar eficazmente. A diabetes tipo II constitui 90% da população com diabetes.

A hiperglicemia resultante pode causar danos graves nos nervos e nos vasos sanguíneos, o que leva a complicações macro e microvasculares. O coração, os rins, os olhos e as extremidades inferiores correm um risco especialmente elevado na diabetes.

Estas complicações podem ser reduzidas através de uma quase normalização do nível de glucose, sendo esta normalização o objetivo final de todo o tratamento da diabetes.

A contribuição da modificação do estilo de vida e o papel dos fármacos sensibilizadores da insulina na prevenção da diabetes não insulino-dependente ainda é obscura. Até à data, o tratamento destinado a diminuir a libertação ou a oxidação de ácidos gordos não esterificados tem produzido resultados inconsistentes e a toxicidade dos fármacos também tem sido um problema. Os derivados de ácidos fibrilares concebidos principalmente para reduzir a dislipidemia também foram experimentados em doentes com diabetes, mas apenas produzem uma melhoria modesta na correção da hiperglicemia. Outras estratégias utilizadas recentemente incluem terapias experimentais com estes agentes. Os problemas destas terapias experimentais residem no facto de serem demasiado tóxicas ou de terem uma eficácia limitada, o que restringe a sua utilização terapêutica. O uso de inibidores de apetite em pacientes obesos, que são susceptíveis de desenvolver diabetes não insulino-dependente, é questionável. Uma associação entre hipertensão pulmonar e derivados da fenfluramina chamou recentemente a atenção para os riscos e benefícios dos inibidores de apetite.

Atualmente, postula-se que qualquer agente que module a resistência à insulina é suscetível de ter um efeito significativo na prevenção das complicações a longo prazo da diabetes mellitus e também nas medidas do dia a dia. Nos seres humanos, a resistência à insulina induzida pela frutose foi encontrada em indivíduos obesos (e normais), mas não em indivíduos diabéticos bem controlados. (O mecanismo exato da hiperinsulinemia e da hipertrigliceridemia induzidas pela frutose não é conhecido, mas foram propostos vários mecanismos, ou seja, a supressão da ativação da glicose hepática - 6 - fosfatase e da atividade da frutose - 1, 6 - di fosfatos).

Embora a insulina seja amplamente aceite como a escolha ideal para o tratamento da diabetes mellitus, apresenta vários inconvenientes e tem algumas necessidades não satisfeitas. O tratamento com insulina é essencial para os doentes com diabetes de tipo I. Para além da resistência à insulina, a terapêutica com insulina pode levar a outras complicações, como visão turva e hipoglicemia. No entanto, a insulina tem-se revelado muito útil no tratamento da diabetes de tipo I. Numa tentativa de satisfazer as necessidades não satisfeitas na terapia da diabetes, a investigação sobre o desenvolvimento de medicamentos centrou-se agora nos remédios tradicionais à base de plantas como uma fonte potencial de terapias médicas novas e mais eficazes. Apesar dos progressos consideráveis no tratamento da DM com fármacos sintéticos, a procura de agentes antidiabéticos naturais autóctones continua a decorrer. O exercício físico e uma dieta controlada são recomendados para o tratamento de ambos os tipos de diabetes. Para além disso, a insulina é utilizada para tratar casos de diabetes de tipo 1.

Os hipoglicemiantes orais (OHA), como as sulfonilureias, as biguanidinas, as tiazolidinedionas e os inibidores da a-glucosidase, são frequentemente utilizados para tratar os casos de diabetes de tipo 2. Quando a terapia com agentes hipoglicémicos orais é ineficaz, a insulina também pode ser utilizada para tratar a diabetes tipo 2 (Liu R.Y, 1996). Apesar de se conhecer a etiopatogénese da DMNID, verifica-se um aumento alarmante dos casos de resistência à insulina e de insucesso da OHA. A base do atual tratamento da diabetes mellitus é a restrição alimentar, os hipoglicemiantes orais e a insulina. Em casos de diabetes estabelecidos, os agentes hipoglicemiantes orais e a insulina melhoraram consideravelmente o curso e as complicações de todo o processo da doença, mas a utilização prolongada destes agentes revelou muitos efeitos secundários indesejáveis. Pode ocorrer uma hipoglicemia profunda devido à acumulação destes medicamentos com uma semi-vida longa, sobretudo se a sua eliminação estiver comprometida (Goldbeck-Wood S, 1996). medida que aumenta o conhecimento da heterogeneidade desta doença, é necessário procurar agentes mais eficazes com menos efeitos secundários. Nos últimos anos, a popularidade da medicina complementar tem vindo a aumentar. As medidas dietéticas e as terapias tradicionais com plantas, tal como prescritas pelos sistemas de medicina ayurvédica e indígena, são utilizadas habitualmente na Índia.

Em 600-800 a.C., a Ayurveda descreveu a fisiopatologia completa da diabetes mellitus. O papel da dieta, da atividade física e da obesidade na etiopatogenia e no tratamento da diabetes foi descrito por Sushruta já em 600 a.C. (Upadhyay et al., 1984).

A Ayurveda foi a primeira a fazer uma descrição elaborada desta doença, das suas caraterísticas clínicas, dos seus padrões e da sua gestão através de dieta, exercício e medicamentos à base de plantas ou herbominerais (Jai Deo et al., 1960). Foi dada mais ênfase às medidas profilácticas e curativas e não apenas ao tratamento sintomático, como descrito no Charak Samhita (300 a.C.), seguido do Sushruta Samhita e do Wagbhut (Shanmugasundaram KR et al., 1963).

O conceito ayurvédico de gestão da Madhumeha (diabetes) continua a ser reconhecido, especialmente tendo em conta o potencial, a disponibilidade imediata e a ausência de toxicidade e de efeitos secundários dos medicamentos indígenas. Na Ayurveda, foram reivindicadas várias plantas para a cura da diabetes. De facto, algumas delas foram avaliadas experimentalmente, tendo sido também isolados os seus princípios activos. No entanto, nenhuma planta foi aceite globalmente como um medicamento à base de plantas que possa curar a diabetes. Várias ervas foram consideradas benéficas na gestão da diabetes não diabética e estão a ganhar um reconhecimento considerável na gestão da diabetes não diabética em todo o mundo (Nadkarni KM, 2000).

A análise dos dados disponíveis indica que a utilização de ervas está a aumentar nos últimos anos (Eisenberg DM et al.,1998, Margolin A et al., 1998). Várias plantas foram identificadas como fonte potencial de medicamentos no sistema indiano de medicina para o tratamento da diabetes. Os extractos de várias plantas conhecidas pelos seus efeitos antidiabéticos, como *Eugenia jambolana, Pterocarpus marsupium, Gymnema sylvestre, Momordica charantia e Ocimum sanctum, Annona squamosa, Emblica officinalis, Musa sapientum, Gmelina Arborea, Allium sativum*, etc., são utilizados para o tratamento da diabetes.

Um estudo de mercado na Índia, no Srilanka e na China revelou que existem vários produtos à base de plantas disponíveis no mercado para o tratamento da diabetes em várias formulações, como pós, decocções, extractos, comprimidos/cápsulas de extractos secos, etc. Várias formulações à base de plantas como D-400 (Mitra, S.K, 1995), Trasina são bem conhecidas pelos seus efeitos antidiabéticos (Bhattacharya S.K., 1997). Recentemente, foram elaboradas diretrizes para a investigação de ervas e os extractos de ervas foram estudados clinicamente em pormenor quanto às suas propriedades farmacodinâmicas e farmacoterapêuticas (Wild S et al, 2004). Ao analisar os trabalhos anteriores de diferentes investigadores, foram observadas algumas variações nos seus resultados experimentais.

A amilase é uma enzima que catalisa a hidrólise do amido em açúcares. A amilase está presente na saliva dos seres humanos e de alguns outros mamíferos, onde inicia o processo químico da digestão. Os alimentos que contêm grandes quantidades de amido mas pouco açúcar, como o arroz e as batatas, podem adquirir um sabor ligeiramente doce à medida que são mastigados, porque a amilase degrada algum do seu amido em açúcar.

O pâncreas e as glândulas salivares produzem amilase (alfa amilase) para hidrolisar o amido da dieta em dissacáridos e trissacáridos que são convertidos por outras enzimas em glucose para fornecer energia ao organismo. As plantas e algumas bactérias também produzem amilase. *Tal* como a *diastase*, a amilase foi a primeira enzima a ser descoberta e isolada (por Anselme Payen em 1833). As proteínas específicas da amilase são designadas por letras gregas diferentes. Todas as amilases são hidrolases de glicosídeos e actuam sobre as ligações a-1,4-glicocídicas. Decompõem os hidratos de carbono ou amidos no organismo. Devido à sua alegada capacidade de impedir a decomposição e absorção do amido, os inibidores da alfa amilase têm sido utilizados para a perda de peso.

Nos seres humanos, foi demonstrado que os inibidores da amilase diminuem a absorção intestinal de hidratos de carbono através da redução da atividade da amilase intestinal. No entanto, existem poucos estudos humanos de elevada qualidade que apoiem a utilização de inibidores da amilase para qualquer indicação.

Após uma revisão detalhada da literatura, das necessidades actuais do mercado e das futuras oportunidades de comercialização, *a Basella rubra* (BR) foi considerada para o presente estudo no que respeita à atividade antidiabética *in vitro*, através do estudo da atividade inibidora da a-amilase de vários extractos hidroalcoólicos da BR.

CAPÍTULO -2

PERFIL DA PLANTA E REVISÃO DA LITERATURA

(Ref: Maheshwar Hegde, K. Suresh, K.R. Sasidharan B. Gurudev Singh, T.P.

Raghunath

e N. Krishnakumar. Indian Plant Species.

Indian medicinal plants, Vol.1 p.no- 253)

Nome botânico	: Basella rubra
Família	: Basellaceae
Sinónimo	: Basella cordifolia Linn, Basella lucid Linn, espinafre de Malabar,
	Espinafres da Índia.
Nomes vernáculos	
Nome inglês	: Espinafres da Índia, espinafres do Ceilão, espinafres de Malabar
Hindi	: Poi, Lalbachu

Kannada	: Bansali
Malayalam	: Bansalaccira
sânscrito	: Upodika
Tamil	: Kodippasali
Telugu	: Baccali
Oriya	: Poi saga
Marati	: Mayalu
bengali	: Puishak
vietnamita	: Mongtoi.

Botânica

A Basella rubra é uma trepadeira herbácea suculenta, ramificada, lisa e entrelaçada, com vários metros de comprimento. Os caules são arroxeados ou verdes. As folhas são um pouco carnudas, ovadas ou em forma de coração, com 5 a 12 centímetros de comprimento, com caules, afinando para uma ponta pontiaguda com uma base cordada. Os espinhos são auxiliares, solitários, com 5 a 29 centímetros de

comprimento. As flores são cor-de-rosa, com cerca de 4 milímetros de comprimento.

O fruto é carnudo, sem pedúnculo, ovoide ou quase esférico, com 5 a 6 milímetros de

comprimento, e roxo quando maduro.

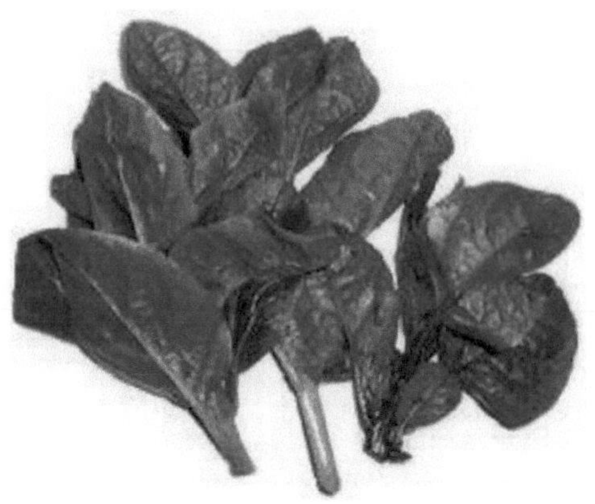

a. Folhas de *Basella rubra*

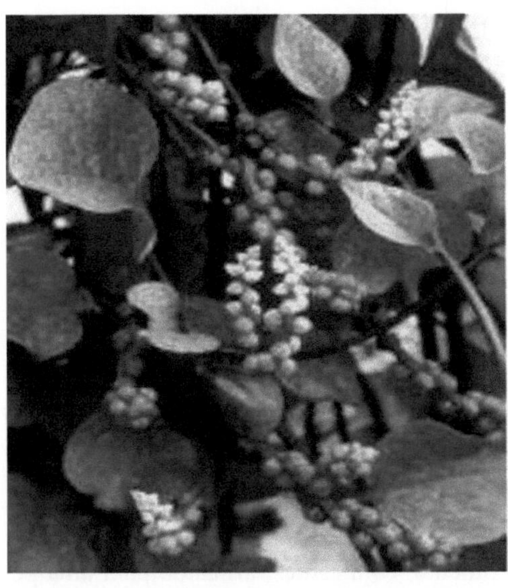

b. Folhas, caule e fruto de *Basella rubra*

Fig. 2.1 - Fotografia de *Basella rubra*

Distribuição

- Encontrada em zonas povoadas, em sebes, antigas áreas cultivadas, etc., em todas as Filipinas.

- Frequentemente cultivada.

- Introdução à pré-história.

- Também ocorre na Ásia tropical, em África e na Malásia.

Componentes

• O rastreio fitoquímico de vários extractos produziu glicosídeos cardíacos, saponinas, taninos, flavonóides, terpenóides, hidratos de carbono e açúcares redutores.

• O estudo isolou Basellasaponins A, B, C e D, triterpenos oligoglicosídeos do tipo oleanano, juntamente com betavulgaroside 1, sapinacoside C e momordins IIb e IIc, de partes aéreas frescas.

• As folhas produzem saponina, vitamina A e B.

• Os frutos produzem mucilagem e ferro.

• O estudo da *Basella rubra* selvagem mostrou que esta é abundante em caroteno, média em vitamina C e baixa em nitratos. O nitrato na B. rubra plantada é cerca de

duas vezes superior ao da variedade selvagem.

Propriedades

- Aperiente, demulcente, diurético, emoliente, laxante, rubefaciente.

- Mucilaginoso quando cozinhado.

Utilizações

Comestibilidade / Nutrição

S Produto comum no mercado, legume de folha e guisado popular e um bom

substituto dos espinafres.

S As variedades cultivadas verdes e roxas são preferíveis às selvagens.

S Tanto os rebentos como os caules são consumidos.

S Excelente fonte de cálcio e de ferro; boa fonte de vitaminas A, B e C, com

um elevado valor de matéria grosseira.

Folclórico

> As raízes são utilizadas como rubefaciente.

> Cataplasma de folhas utilizado para reduzir o inchaço local.

> A seiva é aplicada em erupções de acne para reduzir a inflamação.

> Decocção de folhas utilizada pelos seus efeitos laxantes suaves.

> Folhas despolpadas aplicadas em furúnculos e úlceras para acelerar a
supuração.

> O sumo açucarado das folhas é útil nas afecções catarrais das crianças.

> O sumo de folhas, misturado com manteiga, é calmante e refrescante
quando aplicado em queimaduras e escaldões.

> Na Índia, utilizada em doenças hemorrágicas e como tónico. Também
utilizada para queimaduras e lesões cutâneas pruriginosas. Em Orissa, na
Índia, pasta de raiz em água de arroz tomada de manhã com o estômago
vazio durante um mês para curar períodos irregulares.

> Na Nigéria, as folhas são utilizadas para a hipertensão. Na medicina popular
dos Camarões, utilizada para a malária.

> Líquido mucilaginoso obtido das folhas e dos talos tenros, utilizado para as
dores de cabeça habituais.

> Na Ayurveda, é utilizada para hemorragias, doenças de pele, fraqueza sexual,
úlceras e como laxante nas crianças. As folhas são aplicadas na cabeça
durante meia hora antes do banho para ajudar a provocar um sono reparador.
A seiva é aplicada em erupções de acne para reduzir a inflamação. A
decocção das folhas é utilizada para um efeito laxante suave. Folhas

despolpadas aplicadas em furúnculos e úlceras para acelerar a supuração. O sumo das folhas misturado com manteiga é aplicado em queimaduras e escaldões para um efeito calmante e refrescante. As folhas e os caules têm sido utilizados como anticancerígenos para melanoma, leucemia e cancro oral.

> As raízes e as folhas são utilizadas para a remoção de dores de estômago após o parto e para aumentar a produção de leite.

> Na Nigéria, é utilizado para aumentar a fertilidade nas mulheres.

> No Nepal, o sumo das folhas é utilizado para tratar a disenteria, o catarro e aplicado externamente em furúnculos.

> Na medicina tradicional tailandesa, a mucilagem é utilizada como aplicação para nódoas negras, micose e trabalho de parto. O caule e as folhas são utilizados como laxante suave, diurético e antipirético.

> Nas Antilhas as folhas são consideradas boas maturativas como cataplasma.

Outros

> **Cosmética**: Fruto utilizado pelas mulheres como rouge para as maçãs do rosto e lábios; também como corante.

> **Corante**: Com o seu teor de antocianina, é um corante alimentar natural. O

fruto fornece uma cor violeta escura como corante alimentar.

> **Veterinária**: Folhas moídas esfregadas na mão humana para introduzir o
preparado na vagina do animal todas as manhãs para o tratamento da
esterilidade. Produtos farmacêuticos: A mucilagem vegetal tem sido proposta
para aplicações em medicina e cosmética. A mucilagem também tem sido
proposta como espessante, agente de retenção de água, agente gelificante,
agente de suspensão e formador de película.

CAPÍTULO - 3

OBJECTIVO E PLANO DE TRABALHO

O objetivo do presente estudo é avaliar a atividade inibidora da a-amilase de diferentes extractos de *Basella rubra*.

Plano de trabalho

> Recolha de *Basella rubra*

> Autenticação da amostra pelo taxonamista

> Preparação do extrato hidroalcoólico de diferentes partes da planta *Basella rubra* (folha, caule, flor e fruto) e caraterização dos fitoconstituintes através de estudos fitoquímicos.

> Atividade inibidora da alfa-amilase *in vitro* de *Basella rubra*

CAPÍTULO - 4

MATERIAIS E MÉTODOS

Secção-A

I. Recolha de material vegetal:

Com base na informação médica e na pesquisa bibliográfica, a planta basella

rubra foi selecionada para o presente estudo. O material vegetal foi colhido na colónia

de Hudco, peelamedu, Coimbatore e autenticado pelo cientista G.V.S MURTHY da

Universidade de Agricultura de Tamilnadu, Coimbatore.

Secção B

II. Estudos fitoquímicos

(Kokate C.K, Purohit A.P, Gokhale J.B 2006, I.L. Finar 1996, Gurdeep, Chatwal. R

2000)

O material vegetal em pó e as várias partes da planta (folha, caule, fruto e flor)

dos extractos foram submetidos aos seguintes testes químicos e os resultados foram

apresentados no Quadro No: 1 e 2

1. Teste para esteróis

A folha em pó foi primeiro extraída com éter de petróleo e evaporada até se obter um resíduo. Em seguida, o resíduo foi dissolvido em clorofórmio e testado para esteróis.

a. Teste de Salkowski

Adicionaram-se algumas gotas de ácido sulfúrico concentrado à solução acima referida, agitou-se bem e reservou-se. A camada inferior de clorofórmio da solução tornou-se vermelha, indicando a presença de esteróis.

b. Liebermann - Teste de Burchard

Adicionam-se à solução de clorofórmio algumas gotas de anidrido acético e 1 ml de ácido sulfúrico concentrado através das paredes do tubo de ensaio e deixa-se repousar durante algum tempo. Na junção das duas camadas formou-se um anel castanho. A camada superior tornou-se verde, indicando a presença de esteróis.

2. Teste para terpenóides

Um pouco da folha em pó foi extraída com clorofórmio e filtrada. O filtrado foi aquecido suavemente com estanho e cloreto de tionilo. A cor da solução tornou-se cor-de-rosa, o que indica a presença de terpenóides.

3. Pesquisa de hidratos de carbono

a. Teste de Molisch:

O extrato aquoso da folha em pó, quando tratado com uma solução alcoólica de a-naftol na presença de ácido sulfúrico, produziu uma cor púrpura que indica a presença de hidratos de carbono.

b. Teste de Fehling:

O extrato aquoso da folha em pó foi tratado com as soluções I e II de Fehling e aquecido num banho de água a ferver durante meia hora. Obteve-se um precipitado vermelho que indica a presença de açúcares redutores livres.

4. Pesquisa de flavonóides

a. Ensaio de viragem do magnésio com HCl:

Um pouco da droga em pó foi aquecida com álcool e filtrada. À solução de teste foram adicionadas turvação de magnésio e algumas gotas de ácido clorídrico concentrado e fervidas durante cinco minutos. Obteve-se uma cor vermelha ou magenta que indica a presença de flavonóides.

b. Teste de álcalis

Adicionou-se à pequena quantidade de solução de teste uma solução aquosa de hidróxido de sódio a 10%. Produziu-se uma cor amarela alaranjada que indica a presença de flavonóides.

C. Teste ácido

À pequena quantidade de solução de teste, foram adicionadas algumas gotas de ácido sulfúrico concentrado. A cor amarela a carmesim obtida indica a presença de flavonóides.

5. Teste de proteínas

a. Teste de Millon

Uma pequena quantidade de extrato ácido - alcoólico do medicamento em pó foi aquecida com o reagente de Millon. O precipitado branco tornou-se vermelho com o aquecimento, o que indica a presença de proteínas.

b. Teste de Biureto

A outra porção de extrato ácido-alcoólico do medicamento em pó foi adicionada a um ml de solução de hidróxido de sódio a 10%, seguida de uma gota de solução diluída de sulfato de cobre. Obteve-se uma cor violeta que indica a presença de proteínas.

6. Pesquisa de alcalóides

a. Cerca de 2 g de material em pó foram misturados com 1 g de hidróxido de cálcio e 5 ml de água, formando uma pasta homogénea, e deixados em repouso durante 5 minutos. Em seguida, evaporou-se até à secura num prato de porcelana num banho de água. Juntou-se 200 ml de clorofórmio, misturou-se bem e refluxou-se durante meia hora em banho-maria. Em seguida, filtrou-se e evaporou-se o clorofórmio.

Adicionaram-se 5 ml de ácido clorídrico diluído, seguidos de 2 ml de cada um dos seguintes reagentes.

a) Reagente de Mayer -   sem precipitado cremoso

b) Reagente de Dragendorff - ausência de precipitado castanho alaranjado

c) Reagente de Hager - ausência de precipitado amarelo

d) Reagente de Wagner -   Sem precipitado castanho-avermelhado

b. Teste do grupo das purinas (teste do murexido)

O resíduo obtido após a evaporação do clorofórmio, tal como descrito na alínea a), foi tratado com 1 ml de ácido clorídrico numa cápsula de porcelana e adicionou-se 0,1 g de clorato de potássio, evaporando-se até à secura num banho de água. Em seguida, o resíduo foi exposto ao vapor de uma solução diluída de amoníaco. Não se obteve qualquer cor púrpura, o que indica a ausência do grupo purina dos alcalóides.

7. Teste para Glicosídeos

a. Teste de Borntrager

A folha em pó foi fervida com ácido sulfúrico diluído, filtrada e ao filtrado adicionou-se benzeno e agitou-se bem. Separou-se a camada orgânica, à qual se adicionou lentamente uma solução de amoníaco.

Não foi observada qualquer reação colorida na camada amoniacal, o que revela a ausência de glicosídeos de antraquinona.

b. Teste de Borntrager modificado

Cerca de 0,1 g do medicamento em pó foi fervido durante 2 minutos com ácido clorídrico diluído e algumas gotas de solução de cloreto férrico, filtrado enquanto quente e arrefecido. O filtrado foi então extraído com benzeno e a camada de benzeno foi separada. Adicionou-se ao extrato de benzeno um volume igual de solução diluída de amoníaco.

Não foi observada qualquer cor rosa na camada amoniacal, o que revela a ausência de glicosídeos de antraquinona.

8. Pesquisa de glicosídeos cardíacos (para desoxissacarídeos)

a. Teste Keller Kiliani

Cerca de 1g da folha em pó foi fervida com 10ml de álcool a 70% durante 2 minutos, arrefecida e filtrada. Ao filtrado foram adicionados 10 ml de água e 5 gotas de solução de acetato de chumbo, filtrado e evaporado até à secura. O resíduo foi dissolvido em 3 ml de ácido acético glacial. Adicionaram-se 2 gotas de solução de cloreto férrico. Em seguida, adicionaram-se cuidadosamente 3 ml de ácido sulfúrico concentrado às paredes do tubo de ensaio e observou-se.

Não foi observada qualquer camada castanha avermelhada, o que indica a ausência de desoxissugares de glicosídeos cardíacos

b. Pesquisa de glicosídeos cianogenéticos

Colocar uma pequena quantidade de pó num erlenmeyer rolhado com água suficiente para o cobrir. Introduziu-se uma tira de papel de picrato de sódio através da rolha, de modo a que ficasse suspensa no frasco, e deixou-se repousar durante 2 horas num local quente.

O papel não produziu qualquer cor vermelho-tijolo, o que indica a ausência de glicosídeos cianogénicos.

9. Teste para saponinas

Cerca de 0,5 g do medicamento em pó foi fervido suavemente durante 2 minutos com 20 ml de água, filtrado ainda quente e deixado arrefecer. 5 ml do filtrado foram então diluídos com água e agitados vigorosamente. Formou-se uma espuma que indica a presença de saponinas.

10. Teste de taninos

Uma pequena quantidade do medicamento em pó foi extraída com água. Ao extrato aquoso foram adicionadas algumas gotas de solução de cloreto férrico.

A cor preta azulada é indicativa da presença de taninos.

11. **Teste para detetar a presença de óleo volátil**

Uma quantidade pesada (250 gm) de folhas frescas foi submetida a hidrodestilação utilizando um aparelho de estimativa de óleos voláteis (BP 1980).

Não foi recolhido qualquer óleo, o que indica a sua ausência nas folhas frescas.

12. **Teste de mucilagem**

Alguns ml de extrato aquoso preparado a partir do medicamento bruto em pó foram tratados com vermelho de ruténio.

Reação de cor vermelha que indica a ausência de mucilagem.

Os resultados são apresentados no quadro n.º 1 e no quadro n.º 2

Ensaio de inibição da alfa-amilase

A atividade inibidora da a-amilase *in vitro* do extrato alcoólico de várias partes da planta de BR (folha, caule, fruto e flor) foi realizada utilizando o método *de Kazeem et al* 2013.

Neste ensaio, várias concentrações (20, 40, 60, 80, 100 |il) de diferentes partes de plantas do extrato alcoólico de BR foram deixadas reagir com 250 |il de tampão de fosfato de sódio 0,02m (pH 6,9) contendo solução de a-amilase (0,5 mg/ml) (Hi media Rm 638). O conteúdo dos tubos foi pré-incubado a 25°C durante 10 minutos. Em seguida, foram adicionados 250 p.l de solução de amido a 1% em tampão de fosfato de sódio 0,02M (pH 6,9). A mistura de reação foi incubada a 25°C durante 10 minutos. A reação foi terminada pela adição de 500 ^l de reagente de ácido dinitro salicílico (DNS) e incubada num banho de água a ferver durante 5 minutos e arrefecida à temperatura ambiente. O conteúdo de cada tubo de ensaio foi diluído até 5 ml com água destilada e a absorvância medida a 540 nm por espetrofotómetro. O sistema de reação sem extractos de plantas foi utilizado como controlo e o sistema sem a-amilase foi utilizado como branco para corrigir a absorvância de fundo. A percentagem de inibição da enzima a-amilase foi calculada utilizando a seguinte fórmula.

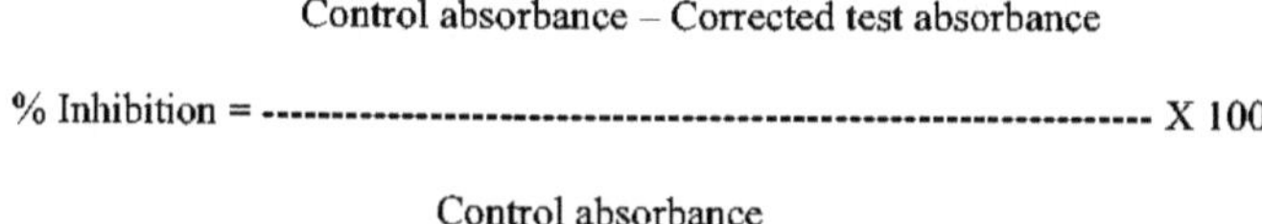

$$\% \text{ Inhibition} = \frac{\text{Control absorbance} - \text{Corrected test absorbance}}{\text{Control absorbance}} \times 100$$

Onde,

Absorvância de ensaio corrigida = Absorvância da amostra - Absorvância do branco

A concentração do extrato que resulta numa inibição de 50% da atividade enzimática (IC50) foi determinada graficamente utilizando o Microsoft Excel.

Análise estatística

Todos os ensaios foram efectuados em triplicado e os resultados foram expressos como média ± SEM (erro padrão da média).

CAPÍTULO - 5

RESULTADOS E DISCUSSÃO

O presente estudo abrange os trabalhos de Recolha e Autenticação da planta e também trata do exame fitoquímico qualitativo preliminar dos pós da folha, caule e fruto e os resultados foram tabulados no Quadro nº: 1. Este estudo indica a presença de esteróis, hidratos de carbono, proteínas, flavonóides, terpenóides, taninos, saponinas e mucilagem.

Foi também realizado um rastreio fitoquímico preliminar com várias partes da planta de extractos hidroalcoólicos. Revela que os extractos de folhas, caule, frutos e flores de *Basella rubra* consistem em esteróis, hidratos de carbono, proteínas, flavonóides e taninos. Os resultados foram tabulados no Quadro nº: 2

QUADRO -1

Teste fitoquímico preliminar para os pós de folha, caule e fruto de *Basella rubra*.

S. Não	Nome do teste	Pó de folhas	Pó de caule	Frutos em pó
1	Alcalóides	-	-	-
2	Glicosídeos	+	+	-

3	Terpenóides	+	+	+
4	Hidratos de carbono	+	+	+
5	Proteínas	+	+	+
6	Flavonóides	+	+	+
7	Esteróis	+	+	+
8	Taninos	+	+	+
9	Antraquinona	-	-	-
10	Saponinas	+	+	-
11	Mucilagem	+	+	-

(+) indica uma reação positiva (-) indica uma reação negativa

QUADRO-2

Análise fitoquímica do extrato hidroalcoólico de várias partes de plantas de *Basella*

rubra

S. Não	Nome do teste	Folha Extrato	Caule Extrato	Flor Extrato	Fruta Extrato

1	Alcalóides	-	-	-	-
2	Glicosídeos	+	+	-	-
3	Terpenóides	+	+	+	+
4	Hidratos de carbono	+	+	+	+
5	Proteínas	+	+	+	+
6	Flavonóides	+	+	+	+
7	Esteróis	+	+	+	+
8	Taninos	+	+	+	+
9	Antraquinona	-	-	-	-
10	Saponinas	+	+	-	-
11	Mucilagem	+	+	-	-

(+) indica uma reação positiva (-) indica uma reação negativa

O presente estudo investigou a % de inibição da D-Amilase de extractos hidroalcoólicos de várias partes de plantas de *Basella rubra*. A % de inibição do extrato de folhas de Basella rubra (BRLE), do extrato de caule *de Basella rubra* (BRSE), do extrato de frutos *de Basella rubra* (BRFRE) e do extrato de flores *de Basella rubra* (BRFLE) é apresentada no quadro: 3. As percentagens de inibição dos vários extractos foram comparadas com o medicamento padrão, ou seja, a acarbose. A acarbose padrão mostrou 70,06 ± 3,73% (na concentração 100jug/ml) de atividade inibidora da a-amilase com valor IC50 64,97|ug/ml (Tabela: 4). O BRLE (na concentração de 100jug/ml) exibiu 65,78 ± 1,51% de atividade inibidora da a-amilase com um valor IC_{50} de 71,66gg/ml. BRSE, BRFRE, BRFLE (a uma concentração de 100jug/ml) exibiram 56,84 ± 2,47, 63,1 ± 3,07, 61,03 ± 1,16% de atividade inibidora da a-amilase, respetivamente, com um valor IC50 mostrado na Tabela: 4 (89,69, 73,68, 80,37 ug/ml), respetivamente. Os resultados obtidos a partir da investigação acima mostraram que o extrato de folhas de BR apresentou uma atividade inibidora mais potente da a-amilase quando comparado com o extrato de caule de BR e o extrato de flores de BR. Todos os extractos foram comparados com o padrão acarbose.

Tabela: 3- Ensaio de inibição da alfa-amilase de vários extractos de *BASELLA RUBRA*

Conc mcg/ml	% de inibição

	Acarbose	BRLE	BRSE	BRFRE	BRFLE
20	22.50±0.90	20.46±0.98	16.79±0.57	17.21±0.65	12.99±0.36
40	36.25±0.69	30.33±0.85	25.33±0.30	30.48±0.96	21.61±0.98
60	46.63±0.79	40.62±0.99	32.03±0.55	35.34±1.14	38.56±1.32
80	62.47±0.69	51.88±0.80	43.85±0.72	52.59±1.19	50.54±0.69
100	70.83±1.48	65.53±1.18	56.39±0.90	63.05±0.55	61.35±1.10

Tabela: 4- Valores IC50 de vários extractos de *BASELLA RUBRA* e Acarbose

Nome	Valores IC50
Acarbose	64.97
BRLE	71.66
BRSE	89.69
BRFRE	73.68
BRFLE	80.37

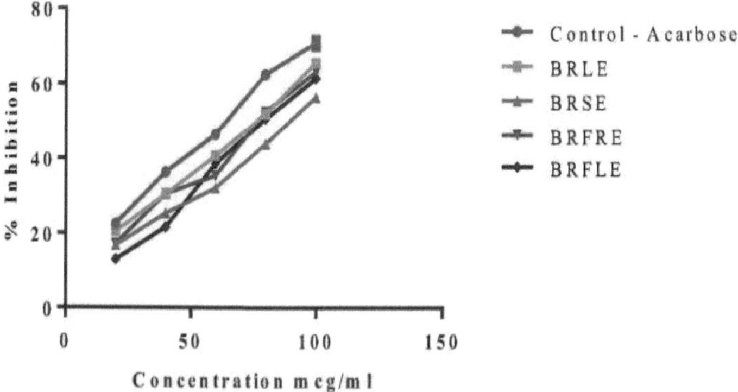

Fig: 3.1-Ensaio de inibição da alfa-amilase de vários extractos de plantas de

BASELLA RUBRA

Discussão

A diabetes mellitus é uma doença metabólica comum que aumenta o nível de glucose pós-prandial, o que pode provocar lesões em vários órgãos e o risco de doenças cardiovasculares, que é a causa de morte mais comum entre as pessoas com diabetes. O controlo do nível de glicose no sangue é fundamental para o tratamento precoce da diabetes mellitus e das suas complicações. A subida acentuada do nível de glicose no sangue após a ingestão de alimentos pelo intestino é auxiliada pelas enzimas a-amilase, que decompõem os hidratos de carbono em açúcares simples absorvíveis. Os inibidores sintéticos de enzimas, como a acarbose, o miglitol e a voglibose, são úteis como medicamentos hipoglicemiantes orais para o controlo da hiperglicemia pós-prandial, especialmente em doentes com diabetes de tipo II. Estes inibidores atrasam a digestão dos hidratos de carbono e prolongam o tempo necessário para a absorção da glucose no intestino. A utilização crónica destes inibidores em conjunto com outros medicamentos antidiabéticos conduz a efeitos secundários gastrointestinais como desconforto abdominal, flatulência e diarreia. Várias plantas foram identificadas como fonte potencial de fármacos no sistema de medicina indiana para o tratamento da diabetes. Com base na revisão da literatura e na presente investigação fitoquímica, verificou-se que consiste em saponinas, açúcares redutores, falvonóides, taninos e esteróis que têm a propriedade de reduzir o aumento do nível de glucose no sangue na diabetes tipo 2. Este estudo mostrou que o extrato de folha de *Basella rubra* tem uma inibição mais significativa da alfa-amilase para o tratamento da diabetes mellitus tipo 2 na Ayurveda.

REVISÃO DA LITERATURA

1. Cai-Xia et al., (2011) estudaram as estruturas dos polissacáridos ácidos de *Basella rubra* L. e os seus efeitos antivirais. Isolaram quatro polissacáridos ácidos (BRP-1, BRP-2, BPR-3 e BRP-4) da parte aérea de *Basella rubra* L. O componente mais abundante, BRP-4, mostrou uma elevada eficácia terapêutica no modelo de ratinho infetado intravaginalmente com o vírus do herpes simplex tipo 2.

2. Werner EG et al., (1993) registaram a presença de monoglucósido de betanidina como a betacianina principal e os seus derivados 4-cumaril e feruloil como componentes menores do sumo fresco de *Basella rubra*.

3. Tanikan P et al., (2009) estudaram a produção de antocianina na cultura *in vitro* de espinafres do Ceilão (Basella rubra L.). Os resultados mostraram que os calos tratados com UV durante 20 min e 30 min produziram antocianina a 1,293 e 1,157 mg/100 g de peso fresco das células, respetivamente, enquanto a antocianina dos calos de controlo foi encontrada a 1,001 mg/100 g de peso fresco das células.

4. Eliana et al., (2007) relataram a estabilidade da antocianina no extrato do fruto do espinheiro (Basella rubra L.) com a exposição a factores de degradação como a luz, a temperatura e o pH, actuando isoladamente ou em combinação.

5. premkumar et al., (2010) realizaram estudos invitro para a atividade antimicrobiana do extrato metanólico de folhas de mutingia calabura, basella alba, basella rubra. O extrato exibiu atividade antimicrobiana contra bactérias gram positivas e gram negativas. Basella rubra mostrou uma atividade inibidora ligeira contra staphylococcus areus.

6. krishnappa.k et al., (2013) investigaram as actividades larvicida e ovicida da acetona, benzeno, hexano e metanol do extrato de folhas de basella rubra e cleomeviscosa contra a dengue. Vinte e cinco larvas do terceiro instar inicial do vetor da dengue foram expostas a várias concentrações e testadas e concluíram que o extrato bruto de Basella rubra e cleomeviscosa tem um excelente potencial para controlar o vetor da dengue (mosquito ades.aegypti)

7. J.P Yanadaiah et al.,(2011) investigaram o potencial analgésico do extrato etanólico de Basella rubra em ratos albinos suíços machos através do método da placa quente, do método de movimento da cauda e do método de imersão da cauda. O efeito anti-inflamatório também foi estudado em ratos vaster utilizando histamina dextrano e pellets de algodão como agente indutor. A presença de alcalóides, glicosídeos, flavonóides, esteróides, etc. no extrato é responsável pela atividade.

8. Milton Cano Chauca et al., (2007) estudaram a estabilidade da antocianina no

extrato de Basella rubra (espinheiro) em relação aos factores de degradação como a luz, a temperatura e o pH. Verificaram que, na presença de luz, a degradação do pigmento antociânico aumentava com o aumento da temperatura

9. Zhao Jain Fen et al.,(2012) Determinam o teor de flavonóides em Basella rubra utilizando a técnica cromatográfica. Utilizaram a rutina como substância de referência eclipse zorpax XDB C18 como coluna cromatográfica e metanol anidro: água como fase móvel e determinaram que o teor de flavonóides na Basella rubra era de 179mg/g

10. Roan Miraflor et al.,(2010) desenvolveram uma coloração alternativa mas natural utilizando pigmento violeta vermelho do fruto da Basella rubra

11. K.Sen et al.,(2010) estudaram a atividade antimicrobiana do extrato aquoso etanólico e de éter de petróleo das folhas de Basella rubra, medindo as zonas de inibição utilizando diferentes métodos de placa de copo, o extrato etanólico apresenta uma atividade máxima com zona de inibição contra E. coli

12. Nagarajan Anusuya et al.,(2012) desenvolveram a propriedade antioxidante da Basella rubra utilizando extractos de acetona, metanol e água. Todos os extractos testados continham uma quantidade considerável de fenólicos, taninos, flavonóides e vitamina C. O extrato também apresentou uma maior atividade redutora com o

aumento da concentração.

13. S.Deshpandey et al.,(vol 3/2 (212-214)(2003) avaliaram a atividade anti-úlcera do extrato aquoso de Basella rubra através da indução de úlcera gástrica em ratos, demonstrando uma atividade anti-úlcera significativa e dependente da dose contra o etanol e a úlcera induzida por ligadura do piloro em ratos, em comparação com a raniotidina (medicamento padrão 50mg/kg)

14. Nirmala et al., (2011) induziram stress oxidativo por estreptozotocina para reduzir as células beta pancreáticas e produzir hiperglicemia em ratos e estudaram a diabetes, bem como o potencial anti-oxidante do extrato de folha. Verificou-se que o extrato aquoso de Basella rubra c400 mg/kg de peso corporal durante 30 dias reduziu o nível de açúcar no sangue.

Deep Shikha sanker et al (2012) investigaram os parâmetros hematológicos em ratos suíços normais e a atividade da amilase em ratos wister que administraram extrato etanólico e aquoso da planta Basella rubra (doseado a 100 e 200 mg/kg

CONCLUSÃO

Com este estudo, concluímos que a percentagem de inibição do extrato de folhas de *Basella rubra* é superior à do extrato de caule, do extrato de flores e do extrato de frutos. O valor IC50 do extrato da folha é inferior ao do extrato do caule, do fruto e da flor de *Basella rubra* e, por conseguinte, revela uma elevada ação inibidora da alfa amilase. Ao aumentar a concentração dos extractos de *Basella rubra,* a sua ação inibidora aumenta. No entanto, são necessários mais estudos para isolar o(s) princípio(s) ativo(s) desta planta que é(são) responsável(eis) por esta atividade.

Referências

Cai-Xia D, Kyoko H, Yusuke M, Jung-Bum L, Toshimistsu. Estruturas de polissacáridos ácidos de *Basella rubra* L. e seus efeitos antivirais. *Carbohydrate polymers*. 84(3) ; 2011: 1084-1092.

Werner EG, Jorg WM, Susanne H, Dieter S. Betacianinas de frutos de *Basella rubra*. *Phytochemistry*. 33(6); 1993: 1525-1527.

Tanikan P, Sasitorn W. Propagação *in vitro* de espinafres do Ceilão (Basella rubra L.). *Jornal Asiático de Alimentos e Agro-Indústria*. Edição especial; 2009: 31-36.

Eliana FO, Pauloa CS, Milton CC. Estabilidade da antocianina em frutos de espinheira-santa (Basella rubra). *Articulo De Investigacion*. 32(2); 2007: 115-120.

Premkumari KB, Siddiqua Ayesha, Banu shanaz, Josephine J, Jenita Leno, Raj Bincy. Estudos antimicrobianos comparativos do extrato metanólico das folhas de Muntingia calabura, Basella alba e Basella rubra. Revista de investigação de farmacognosia e fitoquímica vol:2; 2013: 246-248.

Krishnappa k. Propriedades mosquitocidas de Basella rubra e cleome viscose contra Aedes aegypti (linn,) (Diptera: culicidae). Eur Rev Med pharmacol 17(9) ; 2013 ; 1273-1277.

J.P.Yanadaiah, S.Mohana lakshmi, Jayaveera.K.N, Sudhakar.Y, Ravindra reddy, K.Mahesh kumar. Investigação do potencial analgésico e anti-inflamatório do extrato etanólico de Basella rubra. Vol.4, No.6 (2011).

Eliana Ferreira ozeia, Paulo cesar stringheta e Milton cano chauca. Estabilidade de antocianinas em frutos de espinheira-santa (Basella Rubra). Cien. Inv. Agr.34(2): 115-120, 2007.

Zhao Jian Fen ; Zhang SuBin ; Yan zi Jun ; Wang xiaoshan. Determinação do teor de flavonóides em frutos de Basella Rubra L. por HPLC. Planta medicinal 2012, vol.3, 25-26, 30.

K. Sen, A. Goel, S. Rawal , N. Mahajan , S. Baboo , S. Alok . Atividade microbiana Amti de Basella rubra. IJPSR (2010), Vol. 1, Issue 2, (Artigo de Investigação).

Agarajan anusuya, Raj kumar gomathi, Sellamuthu manian, venkatarama gowda Sivaram, Anita menon. Avaliação da atividade antioxidante de Basella rubra L., Rumex Nepalensis spreng ecomm elina *Benghalensis* L. FOR. Vol 4, Número 3, 2012.

S. Deshpande1, G. B. Shah, I. Deshpande, N. S. Parmar. Atividade antiulcerosa do extrato aquoso de Basella rubra em ratos albinos. Vol. 3/2 (2003) 212 - 214.

A. Nirmala1, S. Saroja, e G. Gayathri Devi. Atividade Antidiabética de Basella rubra e a sua Relação com a Propriedade Antioxidante British Biotechnology Journal 1(1): 1-9, 2011

Deep Shikha Sonkar, Rajiv Gupta Shubhini A. Saraf Efeito do extrato de folhas de Basella rubra L. nos parâmetros hematológicos e na atividade da amilase. Pharmacognosy Communications, 2012; 2(3):10-13.

Peyman salehi, Behvar asghari, Mohammad ali esmaeili, Hossein dehghan, iraj ghazi. Efeito inibidor da alfa-glucosidase e da alfa-amilase e atividade antioxidante de dez extractos de plantas tradicionalmente utilizadas na diabetes no Irão. Jornal de

investigação de plantas medicinais vol.7(6),pp.257-266,10.2013

DR.K.M. Nadkarni's. Indian material medica. Bombay popular prakashan vol.1 p.no:

178. Plantas medicinais indianas. Vol.1 p.no- 253

A. Nirmala1, S. Saroja2 e S. Gayathri Rastreio fitoquímico e atividade anti-

hiperglicémica de Basella rubra. Investigação Recente em Ciência e Tecnologia 2011,

3(11): 80-83.

Maheshwar Hegde, K. Suresh, K.R. Sasidharan B. Gurudev Singh, T.P. Raghunath e N.

Krishnakumar. Indian Plant Species.

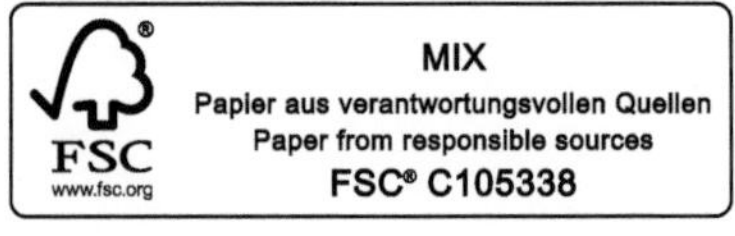

Printed by Books on Demand GmbH, Norderstedt / Germany